ANALYSE

DU

COURS DE BOTANIQUE MÉDICALE-COMPARÉE,

Ouvert le 28 Août 1809, dans la Salle de l'Athénée des Arts, à l'Oratoire, d'après l'agrément de S. Exc. LE MINISTRE DE L'INTÉRIEUR, du 27 Mars 1809;

OÙ L'ON INDIQUE LES PLANTES INDIGÈNES QUI PEUVENT ÊTRE SUBSTITUÉES AUX PLANTES EXOTIQUES;

Par M. BODARD,

Docteur en Médecine, Membre titulaire de la Société de Médecine-Pratique de Paris, Secrétaire de la Section d'Histoire Naturelle - Médicale de cette Société, Membre-Correspondant de la Société de Médecine-Pratique de Montpellier, et de l'Académie des Géorgophiles de Florence.

O fortunatos nimium sua si bona norint Agricolas!   Virg.

PRIX : 75 cent. pour Paris, et 90 cent. pour les Départemens.

A PARIS,

Chez Méquignon aîné, rue de l'École de Médecine, N°. 9.
Et chez l'Auteur, rue du Faubourg Poissonnière, N°. 56.

1809.

Les Exemplaires ont été déposés à la Bibliothèque.

ANALYSE

DU

COURS DE BOTANIQUE

MÉDICALE-COMPARÉE.

Eɴ me déterminant à publier le plan de mon Cours de Botanique médicale-comparée, je n'ai point l'intention de donner précisément l'analyse de mes Leçons; ce genre de travail n'en est pas susceptible. Il sera incessamment imprimé en entier, afin d'éviter à mes Auditeurs la peine d'écrire et de noter sous ma dictée, lorsque je recommencerai ce Cours au retour du printems prochain. Mais comme d'ici au moment où il paroîtra on pourroit me contester la propriété de ce nouveau genre d'instruction, jaloux de conserver auprès de mes Concitoyens le mérite de l'initiative, je m'empressse de prendre date en publiant la marche que j'ai suivie.

L'obligeance avec laquelle on a bien voulu traiter mon entreprise dans quelques feuilles publiques, a excité mon émulation; je tâcherai de mieux faire. Mais l'analyse que je présente ici, rigoureusement parlant, ne doit être considérée que comme une esquisse; elle se ressent de la précipitation causée par le désir de profiter du reste de la belle saison déjà avancée, et par le désir d'être le premier à offrir à mon pays, sous un seul point de vue, ce qu'une expérience de vingt-cinq ans et celle des meilleurs Auteurs français et étrangers, m'ont appris sur l'utilisation dont les plantes d'Europe sont susceptibles, et sur celles qui peuvent être naturalisées en France. Voici l'ordre que j'ai observé dans le *Cours de Botanique médicale-comparée*, qui est sous presse.

EXOTIQUE.

1. Le nom Linnéen de l'individu exotique, précédé de son numéro.
2. Le nom français.
3. Le nom de la classe de Tournefort, de Jussieu, de Linné.
4. Le lieu natal de cet exotique.
5. La description du produit exotique (1).

---

(1) J'ai cru inutile de donner la description des plantes étrangères vivantes; quelques-unes ne se verront peut-être jamais en Europe; les autres ne se trouvent que rarement dans les établissemens publics ou dans les jardins de quelques amateurs. Je me suis borné à la description des végétaux exotiques tels qu'ils sont introduits dans le commerce. Mais j'ai donné la description complette de nos plantes nationales substituées, parce que ce sont celles qu'il importe le plus de faire connoître.

A. Aspect du produit exotique.

B. Son odeur.

C. Sa saveur.

D. Analyse chimique.

E. Propriétés médicinales.

Substitut indigène.

1. Le nom français.

2. Le nom Linnéen.

3. Le nom de la classe de Tournefort, de Jussieu, de Linné.

4. Description française générique de Murrai.

5. Le lieu natal.

6. Racine.

7. Tige.

8. Feuilles.

9. Fleurs.

10. Fruits.

11. Propriétés.

    A. Odeur.

    B. Saveur.

    C. Analyse chimique.

12. Doses.

13. Observations, faits constatés par l'expérience, essais à faire, plantes dont on peut enrichir le sol français.

Un exemple pris au hasard fera mieux connoître le plan que j'ai adopté.

N°. LXIX. Laurus cinnamomum. *Linné*. Le Cannellier.

Lauriers. *Jussieu.* — Enneandrie monogyn. *Linné.*

Spontané, sur les côtes méridionales de Ceylan, cultivé à l'Isle-de-France et aux Antilles.

Description. La cannelle est la seconde écorce des jeunes branches du cannellier, roulées les unes sur les autres. Ces écorces forment de petits tubes plus ou moins longs, minces, jaunes ou rougeâtres, fibreux, fragiles; *odeur* suave et diffusible; *saveur* aromatique piquante. L'*analyse* fournit de l'huile volatile, de l'acide benzoïque, du tannin.

Propriétés. Elle sert à masquer le goût désagréable des préparations pharmaceutiques; aromate le plus ami de l'homme, peut-être, elle ranime les forces vitales, remédie puissamment à l'atonie nerveuse, rétablit les forces digestives, calme le vomissement, fortifie l'utérus, etc. etc.

(5)

Premier substitut. L'Angélique , *Angelica Archangelica*. Linné.

Ombellifère. *Tournefort et Jussieu.* — Pentandrie digyn. *Linné.*

Description générique. Fleurs flosculeuses fertiles, pétales applatis, ombelles arrondies.

Spontanée sur les montagnes de la Suisse, des Alpes, des Pyrénées et de l'Auvergne , naturalisée dans les jardins , vivace.

Racine fusiforme, brune en dehors, blanche en dedans.

Tige herbacée , rougeâtre , creuse, rameuse, haute de 3 à 4 pieds , ombelle terminale.

Feuilles alternes, amplexicaules, ailées deux fois, avec impaire, et lobées ; folioles opposées , pointues, sessiles, ovales , lancéolées et dentées.

Fleurs rosacées, en ombelle ; cinq pétales lancéolés, un peu recourbés , d'un jaune verdâtre, et caducs ; l'enveloppe générale petite, à 3 ou 5 folioles ; l'enveloppe partielle à 8 folioles ; calice à cinq divisions.

Fruit rond , à deux semences planes d'un côté , convexes de l'autre , marquées de trois lignes.

Propriétés. Odeur musquée, aromatique, pénétrante, agréable ; *saveur* chaude , piquante, un peu amère. L'*analyse* fournit une huile volatile et un principe extractif sucré. Les racines sur-tout contiennent un suc jaune gommo-résineux très-actif.

Cette plante précieuse, presque oubliée aujourd'hui dans la thérapeutique , est reléguée dans l'officine du confiseur. Celle qui se prépare à Châteaubriant , dans la ci-devant Bretagne , fait une des branches d'industrie et de commerce de ce pays.

Sa tige, ses pétioles et sa racine contiennent de grandes vertus. Susceptible de ranimer les principes de la vie, elle convient dans toutes les maladies chroniques ou aiguës, qui exigent des cordiaux et des fortifians, et par conséquent dans la paralysie, dans le rhumatisme, les céphalalgies résultantes de la foiblesse de l'estomac ; dans la chlorose, les suppressions, le catharre pulmonaire avec atonie , et dans les affections scorbutiques.

Dose. Une once en décoction dans une livre d'eau ; un gros en poudre dans un peu de vin, ou en électuaire avec un sirop approprié. Macérée dans l'alcool , elle fournit une essence qu'on donne à la dose d'un gros dans une infusion convenable.

Les tiges tendres et les pétioles confits corrigent la mauvaise odeur de la bouche, favorisent la digestion.

Observation. Si cette plante avoit le mérite d'être étrangère, elle seroit aussi précieuse pour nous que le ginseng l'est chez les Chinois : elle se vendroit au poids de l'or.

« Nous voyons avec peine , dit le docteur Roques, qu'une plante si active et si » riche en propriétés , soit si peu usitée de nos jours , lorsqu'on adopte avec tant » d'enthousiasme quelques remèdes dont la nouveauté fait tout le prix ».

Second substitut. Teucrium marum. *Linné.* — Germandrée cotonneuse. *Gilibert.* — Teucrium maritime. *Roques.*

Labiées. *Tournefort et Jussieu.* — Didynamie gymnosperm. *Linné.*

Description générique. La lèvre supérieure de la corolle manque ; une fente sur la partie supérieure du tuyau.

Spontanée en Espagne, au royaume de Valence, dans le midi de la France, et sur-tout aux îles d'Hyères ; cultivée dans les jardins, où elle perd beaucoup de son énergie ; vivace.

Racine ligneuse, branchue.

Tiges droites, d'un demi pied, ligneuses ; branches nombreuses, contournées, cotonneuses.

Feuilles pétiolées, petites, ovales, pointues, épaisses, blanchâtres en dessus, cotonneuses et blanches en dessous.

Fleurs axillaires, solitaires, purpurines, tournées d'un seul côté, en grappes inclinées.

Fruit au fond du calice, qui est cotonneux.

Propriétés. Odeur forte, camphrée, pénétrante, balsamique, sternutatoire. Elle conserve cette faculté à la dessication. Saveur âcre, aromatique, amère. L'analyse fournit une huile volatile, camphrée, pénétrante et très-aromatique. Cartheuser et Linné ont rangé cette plante sur la ligne des plus précieux médicamens. Elle possède à un très-haut degré l'action stimulante des labiées aromatiques.

Il est surprenant, dit Gilibert, qu'une plante aussi énergique ait été abandonnée par les médecins modernes.

En effet, elle possède toutes les facultés de la cannelle ; elle n'a contre elle que de ne pas venir du Nouveau-Monde.

Dose. De 20 à 3o grains en poudre, 2 à 3 gros en infusion théiforme, pour une livre d'eau bouillante.

Le vin et l'alkool peuvent également extraire ses principes utiles.

Observation. Cette plante peut être multipliée avec succès dans le Midi, et devenir un objet de commerce intéressant d'un département à l'autre, tant pour l'art de guérir, que comme épice pour l'art culinaire.

TABLEAU

DES

PLANTES EXOTIQUES (1),

LEURS VERTUS ET LEURS SUBSTITUTS.

EXOTIQUES.	PROPRIÉTÉS.	SUBSTITUTS.
1. Acorus calamus. Jonc odorant.	Aromate chaud.	Acorus vulgaris de Hollande, cyperus longus, souchet odorant; cyperus rotundus.
2. Aloe perfoliata. Aloës.	Purgatif, emmenagogue.	Rhamnus catharticus, mêlé à l'extrait d'aunée ou d'absinthe, ou d'arist. ronde, etc. Ex professo.
3. Amomum cardamomum Amomum zingiber.... Gingembres.	Aromates chauds.	Capsicum annuum, pulvérisé avec le teucrium marum, ou avec nos autres aromates. Ex professo.
4. Amyris opobalsamum. Baume de la Mecque. 5. Copaifera officinalis. Baume de Copahu. 6. Juniperus thurifera. Genevrier à encens. 7. Liquidambar styraciflua. Styrax liquide. 8. Myroxilon Peruiferum. Baume du Pérou. 9. Populus balsamifera. Peuplier baumier.	J'ai dérogé à l'ordre alphabétique que j'ai adopté, afin de mettre ensemble tous ces baumes exotiques qui ont tous plus ou moins la propriété d'agir comme cicatrisans, tant à l'extérieur qu'à l'intérieur. Sous ce dernier rapport, j'ai vu peu de cas où on puisse les employer sans inconvénient. Leur princi-	Les sucs fluides ou concrets de nos arbres résineux, bien administrés, remplissent les mêmes indications; par exemple : Le pinus maritima. Le pinus pinea. Le pinus larix. Le pinus picea. Le pinus abies, etc. etc. etc.

(1) Les amateurs pourront voir la figure de ces exotiques, coloriée avec soin dans l'excellent *Traité des Plantes usuelles et indigènes,* dont M. le docteur Roques vient d'enrichir la science.

EXOTIQUES.	PROPRIÉTÉS.	SUBSTITUTS.
10. *Toluifera balsamum.* Baume de Tolu. 11. *Styrax officinalis.* Storax calamite.	pal mérite consiste à être étrangers. Nous les avons rarement purs ; la cupidité des Étrangers ne manque guère de les sophistiquer.	
12. *Amyris elemifera.* Gomme Elemi.	Suppuratif, maturatif.	L'oignon de lis ou l'*allium cepa*, cuits sous la cendre ; mille autres compositions indigènes dont on fait des cataplasmes maturatifs.
13. *Anacardium occidentale.* Noix d'Acajou.	Caustique, escarotique.	Le *meloe vesicatoria*, les daphnés, la clématite, etc. etc.
14. *Angustura.* Voyez ci-après n°. 23, *Brucea antidysenterica.*	Febrifuge nouvellement introduit. Il n'a pas toujours répondu à sa réputation. Il contient une résine âcre qui nécessite de la circonspection.	Voyez ci-après les substituts du *cinchona officinalis.*
15. *Anthemis pyrethrum.*	Salivatif.	Indépendamment de celle qui nous vient de l'Arabie et du Brésil, elle croît dans le midi de l'Europe. Le spilanthe oléracé, le raifort, la nicotiane, offrent encore d'excellens salivatifs.
16. *Aristolochia serpentaria.* Serpentaire de Virginie.	Anti-goutteux, anti-rhumatismal, anti-septique puissant dans les fièvres ataxiques.	L'aristoloche longue et l'aristoloche ronde, *deux plantes précieuses* que l'on a eu tort d'abandonner.
17. *Artemisia judaica.* Semen contra.	Vermifuge.	L'armoise ; et par-dessus tout, le mercure, le muriate mercuriel, le *cyclamen Europeum.*
18. *Astragalus gummifera.* LA BILLARDIÈRE. 19. *Mimosa nilotica.* Gomme arabique.	Mucilages doux, légèrement astringens.	Les gommes de nos arbres à fruits à noyau. *Ex professo.* Mucilage de sem. de *coing*, de *psyllium*, d'*althea*, etc. etc.
20. *Aya-Pana.*	Anti-scorbutique nouvellement introduit en médecine.	*Cochlearia armoriaca. Sisymbrium nasturtium. Tropæolum majus. Brassica erucastrum. Aquilegia vulgaris.*

EXOTIQUES.	PROPRIÉTÉS.	SUBSTITUTS.
21. *Bubon galbanum.* Galbanum.	Émollient , suppuratif.	Nous ne manquons pas de suppuratifs indigènes : L'onguent d'*althea.* L'onguent digestif. L'onguent *basilicum.*
22. *Bixa orellana.* Rocou.	Purgatif tonique dans le genre de la rhubarbe.	Le *rheum undulatum* et *palmatum* cultivés en Europe , à double dose de celle de la Chine. *Ex professo.*
23. *Brucea antidysenterica.* Angusture.	Nous ne répéterons pas ce que nous avons dit ci-dessus, n°. 14, art. *Angustura.*	Voyez ci-après, n°. 33, les substituts du *cinchona officinalis.*
24. *Cæsalpinia vesicaria.* Bois de Brésil.	Sert à colorer certaines préparations pharmaceutiques.	*Anchusa tinctoria ,* ou l'orcanette, les baies mûres du *phylotacca decandra;* le *carthamus tinctorius ,* ou safran bâtard.
25. *Cambogia gutta.* Gomme gutte.	Purgatif drastique.	*Cucumis colocynthis. Phytolacca decandra. Veratrum album. Euphorbia peplus. Athamanta cretensis. Thapsia asclepium. Daphne laureola.* Semence de *carthamus tinctorius.*
26. *Cannella alba.* Cannelle blanche.	Anti-scorbutique puissant.	Voyez ci - dessus n°. 20 , art. *Aya pana.*
27. *Carica papaya.* Figue du papayer.	Vermifuge presque toujours sophistiqué.	*Ricinus communis , muriate* de mercure.
28. *Caryophillus aromaticus.* Girofle.	Tonique énergique, aromate chaud.	Essence du *Dianthus caryophillus. Ocymum gratissimum.* Racine *du geum urbanum. Teucrium marum. Angelica archangelica.*
29. *Cascarilla.* Voy. *Croton cascarilla.*		

EXOTIQUES.	PROPRIÉTÉS.	SUBSTITUTS.
3o. *Cassia lanceolata.* Séné d'Alexandrie.	Purgatif énergique.	*Cassia senna,* séné d'Italie. *Colutea arborescens,* baguenaudier. *Coronilla emerus.* *Amygdalus Persica,* feuilles et fleur. *Fraxinus excelsior,* feuilles. *Brionia alba. Ex professo.*
3i. *Cassia fistula.* Casse.	Purgatif doux.	Extrait des feuilles de pêcher. Sirop. de roses pâles. *Sinapis alba* en graine. MACARTAN.
3a. *Castor faber.* Castoreum.	Calmant succédané de l'opium. Anti-hystérique.	Extrait de valériane uni à l'extrait du pavot somnifère. *Ex professo.* Expériences à faire sur le *páris quadrifolia.*
33. *Cinchona officinalis.* Kinkina.	Fébrifuge par excellence.	Rien n'a pu remplacer encore cette écorce du Pérou.

Autres substituts essayés.

Voici les substances qu'on a essayées.

L'écorce du saule blanc.

— du saule fragile.

Centaurée chausse-trape.
Teucrium scordium.
Arnique des montagnes.
Sulfate de fer.
   MM. MARC et EMMONOT.
Extrait d'aristoloche ronde
et d'aristoloche longue.

— du saule à 3 étamines.
   COSTE et WILLEMET.
— du marronnier.
   DUPONT.
— du putiet.
— du frêne.
La fleur de camomille romaine en poudre, m'a réussi cette année sur quatre malades atteints de fièvres quartes depuis 8, 10, 12 et 15 mois. *Ex professo.*
Écorce du prunellier épineux.
Nicotiane.
   GILIBERT.
Racine de benoite.

EXOTIQUES.	PROPRIÉTÉS.	SUBSTITUTS.
34. *Cissampelos pareira.* Pareira brava.	Diurétique contre les glaires du système urinaire.	*Arbutus uva ursi*, raisir d'ours. *Ex professo.* PLENCK, COSTE et WILLEMET. *Scilla maritima*, scille. Ether sulfurique.
35. *Cistus creticus.* Ladanum de Crète.	Astringent provenant du ciste.	Le ciste est du nombre de ces plantes oubliées qui méritent d'être plus étudiées.
36. *Cocos butyracea.* Beurre de coco.	L'huile concrète de coco forme une espèce de beurre recommandé dans les affections de poitrine.	L'huile d'*arachis hypocarpogea*. Voyez mon mémoire sur cette plante, dont M. Tessier rendit compte à l'Institut il y a dix ans. SONNINI.
37. *Codaga pala.*	Astringent nouvellement introduit contre la dyssenterie.	Les astringens sont tous dangereux quand ils sont employés avant l'évacuation des mucosités âcres. Le plus innocent de tous est la boisson blanche de *sydenham*. *Ex professo.*
38. *Coffea arabica.* Café.	Favorise la circulation. Aucun indigène n'a encore pu le remplacer.	L'*arachis hypocarpogea* torréfiée. SONNINI. Le pois chiche. La chicorée, sa racine torréfiée.
39. *Columbo.*	Racine astringente.	Nos astringens indigènes.
40. *Convolvulus scammonia.* Scammonée d'Alep.	Purgatif drastique.	Le *convolvulus sepium*. *Ex professo.* On doit le regarder comme la scammonée d'Europe.
41. *Convolvulus mechoacanna.* Mechoacan.	Purgatif doux.	Le grand liseron. *Idem.*
42. *Cvnvolvulus turpethum.* Turbith. 42 bis. *Convolvulus jalapa.*	Purgatifs hydragogues.	*Nerprun*, *bryone*, *tamus communis*, ou sceau de Notre-Dame, excellente plante oubliée.
43. *Cordia mixa.* Sebestier.	Drupe adoucissant, souvent vieilli et sans vertu.	Figues grasses, raisins secs, les jujubes.
44. *Cortex Winteranus.* Écorce de Winter.	Anti-scorbutique puissant.	Voyez nos anti-scorbutiques ci-dessus, n°. 20.

EXOTIQUES.	PROPRIÉTES.	SUBSTITUTS.
45. *Crocus orientalis.* Safran oriental.	Emmenagoque, diurétique stomachique.	Le safran cultivé, moins énergique, convient peut-être mieux aux constitutions européennes.
46. *Croton lacciferum.* Gomme lacque.	Vantée contre le scorbut et l'arthritis.	L'expérience n'a point justifié cette qualité.
47. *Croton cascarilla.* Cascarille.	Febrifuge.	*Anthemis nobilis* en poudre. *Ex professo.* Voyez ci-dessus n°. 33.
48. *Cuminum cyminum.* Le cumin.	Carminatif.	Anis, fenouil, coriandre.
49. *Curcuma longa.* Safran des Indes.	Emmenagogue, apéritif.	Safran cultivé, le nerprun, avec l'extrait d'absinthe, ou d'aunée, ou d'aristoloche; nos martiaux.
50. *Cytinus hypocistis.* Hypociste.	Astringent.	L'écorce du chêne, du grenadier; le coing, le verjus, la grenade. SSCWILGNÉ.
51. *Diagridium.* Diagrède.	Purgatif ayant pour base la scammonée.	Le suc épaissi du grand liseron et de l'éclaire.
52. *Dorstenia drakena.* Racine de *contrayerva.*	Tonique et anti-septique précieux. L'analyse n'a pas démontré les facultés astringentes qu'on lui a long-temps supposé.	Voyez ci-dessus les substituts proposés au n°. 33.
53. *Epidendrum vanilla.* La vanille.	Tonique modéré, aromate suave difficile à remplacer.	L'*ocymum gratissimum*, ou *basilic très-suave* de Florence, aromate délicieux dont il faudroit enrichir le sol français.
54. *Eucalyptus resinifera.* Eucalypte.	Nouvellement introduite comme astringente.	Nous possédons assez d'autres astringens, tels que La racine de benoite, de tormentille, de bistorte; La noix de galle, Le fruit du cormier, du néflier; Le verjus, Les balaustes, Le pied de lion, etc.

EXOTIQUES.	PROPRIÉTÉS.	SUBSTITUTS.
55. *Euphorbia officinarum.*	Caustique violent contre la carie des os.	Les sucs épaissis de nos euphorbes d'Europe.
56. *Ferula assa fœtida.* Assa fœtida.	Contre l'hystérisme, l'hypochondrie, l'atonie de l'utérus.	J'ai réuni l'extrait de diverses plantes fétides avec l'extrait du *papaver somniferum ,* et j'en ai formé une composition qui a très-bien rempli les indications où l'on emploie l'*assa fœtida.* Ces essais ont eu lieu à Florence et à Pise. Je ne les ai pas renouvelés avec les plantes de France. Voici leurs noms : L'*iris fœditissima ,* Le *chenopodium vulvaria ,* Le *ruta graveolens ,* Le *nepeta cataria ,* Le *marrubium vulgare ,* L'*anthemis cotula ,* etc. Le *páris quadrifolia,* feuilles pulv.
57. *Garcinia mangostana.* Mangostans.	Fruit acide , rafraîchissant.	Tous nos fruits rouges, les cerises, les groseilles, l'alkekenge , l'épine-vinette , etc.
58. *Gumma ammoniaca.* Gomme ammoniaque.	Topique résolutif. Trop actif, il cause souvent de l'inflammation et des exanthèmes.	L'extrait gommo - résineux du *conium maculatum* et du *momordica elaterium.*
59. *Guaiacum officinale.* Gaïac.	Contre la goutte et le rhumatisme.	L'extrait gommo-résineux d'aunée , du *teucrium chamœpitis* et *chamœdrys ,* de bardane, d'éclaire, d'arnique, du *lobelia urens ,* du *juniperus sabina ,* etc.
60. *Gypsophila struthium.* Bois de savon.	Diurétique doux.	*Arbutus uva ursi.*
61. *Helleborus orientalis.*	Purgatif drastique et émétique.	Spontané sur les Appennins et sur les Pyrénées.
62. *Hæmatoxylum Campechianum.* Bois de Campêche.	Tonique utile à la suite de longues maladies.	Racines de benoite et de quinte-feuille.

EXOTIQUES.	PROPRIÉTÉS.	SUBSTITUTS.
63. *Ignatia amara.* Fève de Saint-Ignace.	Fébrifuge abandonné.	Voy. les substituts du quinquina, n°. 33.
64. *Juniperus lycia.* Oliban ou encens.	Consolidant, fortifiant.	Le suc de nos arbres résineux.
65. *Illicium anisatum.* Badiane.	Carminatif, tonique suave.	Anis, fenouil, coriandre.
66. *Kino.* Gomme de kino.	Astringent introduit par Fothergill.	Nos astringens indigènes. Voyez ci-dessus n°. 54.
67. *Koempheria rotonda.* Zedoaire.	Aromate succédané du gingembre.	Jonc odorant de Hollande, racine d'angélique, etc. unis au *capsicum annuum* pulvérisé.
68. *Laurus camphora.* Camphre.	Anti-septique par excellence.	La camphrée de Montpellier, l'essence de thérébentine, toutes nos labiées, ont fourni à M. Chomet-Mars d'excellent camphre indigène.
69. *Laurus cinnamomum.* La canelle.	Stimulant agréable et énergique.	*Angelica archangelica, teucrium marum, nigella sativa* (1), *sison amomum.*
70. *Laurus benzoin.* Benjoin.	Tonique résolutif en fumigation.	Peut être acclimaté en Calabre, en Sicile et en France.
71. *Laurus sassafras.* Sassafras.	Contre la goutte et le rhumatisme, à raison de ses facultés diaphorétiques.	Peut être acclimaté même dans le nord de l'Empire en pleine terre, et même à l'exposition du nord. BIQUELIN.
72. *Laurus cassia.*	Tonique indiqué contre les foiblesses gastriques et utérines.	*Teucrium marum.*
73. *Lawsonia inermis.* Alkanna des boutiques.	Teinture pour colorer les médicamens.	L'*anchusa tinctoria,* ou l'orcanette.
74. *Lobelia siphylitica.*	Contre la siphilis.	Le *lobelia urens,* nos mercuriels.
75. *Lopesiana radix.* Racine de Jean Lopez.	Astringente, anti-dyssentérique.	Voyez nos astringens indigènes, n°. 54.

______

(1) Trouver un procédé pour séparer l'amande de l'écorce, qui seule est aromatique.

EXOTIQUES.	PROPRIÉTÉS.	SUBSTITUTS.
76. *Maranta galanga.*	Aromate chaud, fortifiant.	L'*Acorus vulgaris*, l'angélique, *sison amomum.*
77. *Mimosa catecu.* Cachou.	Stomachique, astringent.	Les diverses parties de la *rosa canina*, du *punica granatum*, du *quercus robur*, la gelée et la pâte de coing, fournissent une substance analogue.
78. *Mimosa nilotica.*	Voyez ci-dessus n°. 18, art. *Astragalus gummifer.*	
79. *Mirrha.* La mirrhe.	Tonique astringent pour les débilités utérines.	*Teucrium marum.*
80. *Mirabilis dichotoma.* Jalap.	Le jalap du commerce provient du *convolvulus jalapa*, et non pas de ce *mirabilis.* Voy. le n°. 42 *bis.*	Voyez les n°s. 40, 41 et 42. Ajoutez *gratiola officinalis*, la racine de belle de nuit cultivée, l'aune noir, le concombre sauvage, le nerprun, l'ellébore blanc, noir, fetide; la brione, la racine de bétoine.
81. *Moschus mosciferus.* Musc.	Quoique substance animale, nous l'indiquons comme drogue exotique, antispasmodique et calmante.	Extrait de valériane, de pivoine, uni au suc épaissi du pavot somnifère. Expériences à faire sur le *pâris quadrifolia*, l'*adoxa moschatellina.*
82. *Myristica officinalis.* Muscade.	Sialogogue, aromate suave et piquant.	Comme sialogogue, la pyrêthre, le raifort, la passe-rage. Comme aromate, la poudre de *capsicum*, unie à l'angélique, au *basilic très-suave* de Florence, et à la verveine à trois feuilles. *Ex professo* à Florence et à Pise, avec M. de Bienville.
83. *Myrica cerifera.*	Arbre à cire.	*Myrica, gale*, spontanée en Europe (1).
84. *Myrobalanus.* Myrobolan.	Purgatif doux, tonique et amer.	Les rhubarbes ondulées et palmées, cultivées en France, à dose double de celle de la Chine.

---

(1) Plante oubliée, possédant de grandes vertus. Culture à encourager. PEYRILHE, GILIBERT.

EXOTIQUES.	PROPRIÉTÉS.	SUBSTITUTS.
85. *Myrtus pimenta.* Poivre de la Jamaïque.	Aromate piquant, tonique.	Voyez ci-dessus n°. 82. *Ex professo.*
86. *Myrtus caryophillata.*	Analogue au gérofle.	Voyez ci dessus n°. 82. *Ex professo* en Italie.
87. *Nicotiana tabacum.*	Vomitif, sialogogue, sternutatoire, fébrifuge, etc. GILIBERT.	Cultivé en France.
88. *Panax quinquefolium.* Ginseng.	Aromate précieux chez les Chinois, masticatoire.	Voyez ci-dessus n°. 82.
89. *Papaver somniferum.* Opium.	Narcotique héroïque.	Le suc épaissi du pavot somnifère cultivé dans le Midi, fleurs du *nymphea.* ALIBERT, ROQUES. Expériences à faire sur le suc du fruit et de la fleur de cette plante, qu'on pourroit nommer *pavot aquatique;* examiner les propriétés narcotiques du *pàris quadrifolia* et de l'*adoxa moschatellina.*
90. *Phœnix dactilifera.* Palmier-dattier, dattes.	Adoucissantes, incrassantes.	Les raisins secs et certaines figues sèches.
91. *Pimpinella anisum.* Anis.	Carminatif.	Cultivé en France.
92. *Piper bethle*......... 93. *Piper nigrum*........ 94. *Piper cubeba*.........	Stomachiques et excitans énergiques.	Les préparations du *capsicum* à la manière indienne. *Ex professo.*
95. *Polygala senega.*	Précieux dans les affections de poitrine.	Le *polygala vulgaris*, le *polygala amara*, deux plantes oubliées et infiniment précieuses, que M. Roques vient de réhabiliter. Essais à faire. Faits remarquables.
96. *Populus balsamifera.* Peuplier baumier.	Diurétique, stomachique, anti-scorbutique.	Cultivé et naturalisé en Europe.
97. *Psychotria emetica.* Ipecacuanha.	Vomitif.	Racine de cabaret, Moutarde en poudre. MACARTAN. Racine de violette. Voy. ci-après n°. 120, article *viola ipecacuanha.*

EXOTIQUES.	PROPRIÉTÉS.	SUBSTITUTS.
98. *Pterocarpus draco.* Sang dragon.	Artringent.	Voyez ci-dessus nᵒˢ. 37, 39 et 75.
99. *Pterocarpus santalinus.* Bois de santal	Astringent foible, abandonné.	Voyez ci-dessus *idem.*
100. *Quassia simarouba.*	Astringent énergique.	Voyez *ibid. idem.*
101. *Quassia amara.* Bois de quassie.	Amer prononcé.	Absinthe, gentiane, chamœdrys, centaurée chaussetrape, etc. etc. etc.
102. *Rhamnus ziziphus.* Jujubes.	Mucilagineuses, onctueuses et adoucissantes, utiles dans la toux et l'ardeur d'urine.	Raisins, figues sèches, l'émulsion de semences de chanvre.
103. *Rheum palmatum....* *Rhenm undulatum...* Rhubarbes.	Purgatifs amers et toniques.	Les mêmes, cultivés en France, à double dose de ceux de la Chine.
104. *Rhus radicans......* *Rhus toxicodendron..*	Vantés comme anti-paralytiques; mais l'effet n'a pas répondu à leur réputation.	Cultivés en France. Essais à faire.
105. *Sagus* ou *Palma farinaria.*	Fécule légère et nourrissante, réduite en grains qui produisent une gélatine incrassante, utile aux vieillards, aux phthisiques, etc.	La fécule de *solanum tuberosum*, les orchis d'Europe. *Ex professo.* Le gruau d'avoine, l'orge mondé, le souchet-comestible, le riz, etc.
106. *Salep de Perse.*	Gélatine légère, très-nourrissante sous un petit volume.	Nos orchis m'ont fourni un plus beau salep que celui de Perse. *Orchis mascula.* — *morio.* — *maculata.* — *latifolia.* — *militaris.* — *pyramidalis.* Essais à faire pour trouver le moyen de faire germer les semences d'orchis; concours à ouvrir pour cet objet.
107. *Saccharum officinarum.* Sucre.	Adoucissant, nourrissant, utile dans un grand nombre de préparations pharmacéutiques.	Le sirop de raisin est ce qui a le mieux réussi jusqu'ici. PROUST, POGGI, PARMENTIER. La canne de *zea maïs.*

3

EXOTIQUES.	PROPRIÉTÉS.	SUBSTITUTS.
108. *Semen sabadilli.* Cévadille.	Vermifuge.	L'huile du *ricinus communis,* l'armoise , le *pteris aquilina ,* nos préparations mercurielles.
109. *Sison ammi.*	Vermifuge , tonique.	Cultivé dans le royaume de Naples, à cultiver dans le midi, *Sison amomum.*
110. *Sium ninsi.*	Aromate cordial et fortifiant.	La racine d'Angélique , *Sison amomum.*
111. *Smilax sarsa parilla.* Salse pareille.	Souvent sophistiquée, diaphorétique foible. CARTHEUSER, CULLEN, ALIBERT, ROQUES.	Racine et sommités de houblon , *polygonum amphibium ,* bardane , douce-amère. *Ex professo.*
112. *Smilax China.* La squine.	A plus de réputation que d'efficacité , souvent trop vieillie ; tonique modéré , utile dans la cachexie des enfants.	L'extrait gomme-résineux des racines et feuilles du tussilage , réussit comme par enchantement. *Ex professo* (1). Racine de garance, *rubia tinctorum.*
113. *Spilanthus alcmella.*	Contre le calcul et la dysurie.	*Arbutus uva ursi ,* à propager en France. *Sigesbeckia orientalis.* *Coreopsis bidens.* *Bidens tripartita.*
114. *Strychnos nux vomica.* Noix vomique.	Narcotique , irritant au premier degré.	A rejeter de la matière médicale.
115. *Swietenia mahagoni.*	Écorce astringente, souvent mêlée au quinquina du commerce.	Voyez ci-dessus nos astringens indigènes , n°. 54.
116. *Tamarindus indica.* Tamarins.	Purgatif acide.	La pulpe de nos prunes acides , unie à la crême de tartre.
117. *Thea viridis* et *Bohea.* Le thé.	Ne convient qu'aux nations qui font grand usage de viandes mal cuites ; en général nuisible aux constitutions irritables.	Le *polygala vulgaris* a le parfum et les propriétés du thé de la Chine, sans en avoir les inconvéniens. *Ex professo.*

---

(1) Voyez mon *Traité des affections scrofuleuses,* et des propriétés du tussilage dans le traitement de cette maladie, chez MARTINET, Libraire , rue du Coq.

EXOTIQUES.	PROPRIÉTÉS.	SUBSTITUTS.
118. *Theobroma cacao.* Chocolat.	Analeptique agréable pour les convalescens.	La pistache de terre torréfiée, unie avec un tiers de cacao. *Ex professo.* Voyez mon *Traité des Plantes hypocarpogées.*
119. *Teucrium marum.*	Plante orientale, succédanée de la cannelle.	Végétal oublié, à naturaliser dans le midi de la France.
120. *Viola ipecacuanha....* *Psychotria emetica....* *Callicocca ipecacuanha.*	Toutes trois connues sous la dénomination générale de *l'ipecacuanha,* et vomitives.	Ajoutons aux substituts indiqués n°. 97, les racines de la violette odorante, de la violette canine, du *paris quadrifolia,* et les diverses parties de nos euphorbes nationales, modifiées et neutralisées par les acides.
121. *Wintera aromatica.* Écorce de Winter.	Aromate anti-scorbutique.	Voyez n°. 20, art. *Aya pana.*

Tels sont les premiers traits du plan de mon travail. Je me suis emparé des matériaux épars, préparés il y a plusieurs années par MM. Coste et Willemet, et qui étoient presque tombés dans l'oubli.

Je me suis enrichi de ceux que fournit M. Roques dans le bel ouvrage qu'il vient de publier. Le savant Gilibert, Linné, Murray, Sydenham, Sauvages, Cullen, Desbois de Rochefort, Stoll, Vogel, Barthès, Bergius, Lewis, Hoffman, Pringle, Huxham, Musgrave, Alibert, Pinel, Schwilgué, Peyrilhe, Hufeland, Schroeder, Neumann; tels ont été mes guides. Puissent tous mes confrères auxquels je fais une sorte d'appel, m'aider de leurs observations cliniques ou chimiques! Glorieux de citer mes collaborateurs, leurs noms embelliront et consolideront mes travaux. Le champ est vaste et fertile; il promet de riches moissons. *Labor sit omnibus unus.*

QUID VERUM CURO ET OMNIS IN HOC SUM.

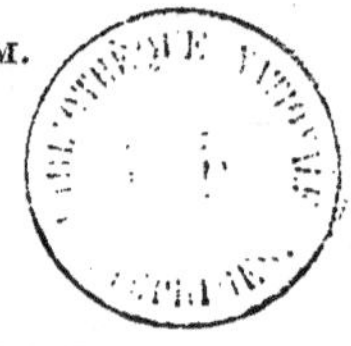

De l'Imprimerie de DONDEY-DUPRÉ, rue Neuve Saint-Marc, n°. 10, près la place des Italiens.